AF322548

LA
FORTUNE DE L'OUVRIER

la plus grande utilité des peuples

PAR

VAN WESEMAEL Séraphin

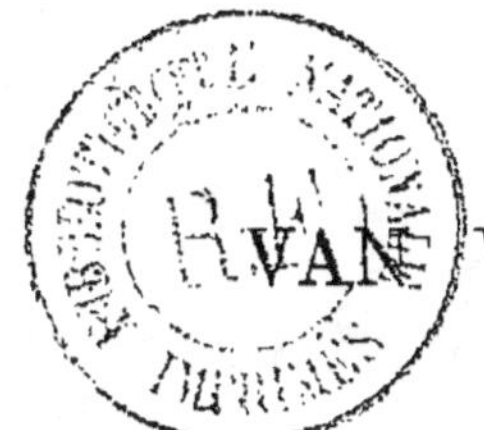

V W S

Marque déposée en France et en Belgique.

SE VEND CHEZ L'AUTEUR

50, Rue de Loos,

LILLE

LA FORTUNE DE L'OUVRIER

Premier remède
pour guérir la maladie des hydropiques.

On prendra 120 grammes racines de parelles, les faire bouillir dans cinq litres d'eau, laisser réduire en un litre et en boire un verre à bière le matin et le soir.

Deuxième remède.

Prendre 60 grammes grains de céleri blanc infusés dans un litre genièvre de grains pendant cinq fois vingt-quatre heures, en boire un verre ou deux par jour, le matin à jeûn et le soir avant de se coucher. C'est au plus vieux au mieux. La grandeur du verre, comme un verre à liqueur.

Si le malade se trouve indisposé, et ce pendant un an, il doit entretenir ce traitement pendant un an, et entre les deux traitements, faire une tisane de cinq à six fleurs de camamine, infusées dans un litre d'eau bouillante.

Le malade prendra ensuite 200 grammes alcool de vinaigre, mélangé dans un litre de bon vinaigre de vin, se lavera avec, après s'être bien lavé avec de l'eau chaude et du savon parfumé, il s'en frottera tout le corps des pieds à la tête, et entretenir ceci au minimum deux fois par semaine.

Le malade prendra son ordonnance du médecin pour aller chercher un flacon d'éther, il en laissera goutter quatre à cinq larmes dans un petit verre de genièvre, et prendra ce traitement le matin et le soir. Après avoir bu ce petit verre, il mettra un morceau de sucre d'orge dans la bouche.

Le malade doit se reposer et fatiguer le moins possible, et en hiver se tenir au chaud.

Si on vous donne ce remède, c'est qu'il y a plusieurs personnes qui se sont guéries avec le même traitement, avant vous.

Pour savoir si la personne est atteinte de cette maladie, la première marque à apercevoir, ce sont des enflures aux jambes, surtout quand on se fatigue à trop marcher ; à la suite, la personne tousse et crache beaucoup de bile.

Quelque temps après, il vient des enflures par tout le corps, et sur les jambes il vient des fleurs bleues et noires.

Quand il vient des enflures aux mains, à la tête, c'est alors que le malade se trouve en grand danger, les yeux deviennent rouges, tout le sang se gâte, le conduit se bouche, de manière que la nourriture n'a plus de circulation ; c'est à ce moment que le malade se trouve abandonné de tous les médecins, c'est alors que vous avez grand besoin, surtout le frottement avec le vinaigre, il donne la circulation à votre sang et fait les ouvertures à tout le corps. Lorsque le malade se trouve abandonné de tous les médecins, il doit s'encourager à se traiter soi-même avec grand espoir.

Il prendra pour nourriture au déjeûner, le matin, une soupe au lait, la même chose le soir pour souper, et le midi pour diner, un bon bouillon, un morceau de bœuf et un verre de vin blanc, et ne pas manger trop à la fois.

Le café ordinaire est strictement défendu au malade, il pourra boire, en remplacement du café, l'anti-hydropique, moulu, et en faire la même préparation, infusée comme le café. (Le dépôt de l'anti-hydropique se trouve chez le sieur Van Wesemael, à Lille, département du Nord, France). Prix de l'anti-hydropique moulue, fr. 2.50 le demi-kilog., livré *franco* à domicile, contre remboursement.

Après vous avoir traité, et ce pendant l'espace de trois mois, avec cette méthode indiquée, vous trouverez un changement extraordinaire ; au mieux que le mal s'entretient, au plus d'avancement pour sa guérison, et malgré que votre maladie est abandonnée par tous les médecins, on vous assure la guérison radicale.

Remède pour guérir les maladies
de la Peau, les Dartres et les Teignes.

Pour faire pousser la chevelure sur la tête d'un vieillard de soixante ans, on prend 200 grammes huile d'olives, 120 grammes suif de bœuf, 120 grammes vinaigre de vin ; on met le tout dans une casserole en terre avec un manche, on la pose sur le feu ; laisser cuire tout doucement pendant un quart d'heure. Avec cet onguent (onguent doucet n° 1), vous graissez le mal deux fois par jour.

Si le mal de teigne sur la tête des enfants est grave, il faudra faire bouillir des feuilles de mauve ; vous en ferez prendre aux enfants deux fois par jour, la moitié d'un bol en guise de tisane, vous y mettrez un petit morceau de sucre blanc, et vous laverez la plaie avec la même eau, une fois par jour ; après ceci, vous prendrez une éponge trempée dans le vinaigre, vous appuyerez tout doucement sur le mal sans frotter, et après ceci vous appliquerez l'onguent indiqué plus haut.

Les preuves de ce traitement sont convainquantes, plusieurs autres personnes ont été guéries avec le même.

Avec le même traitement on peut guérir les blessures, les foulures les plus graves. Autrefois on se servait, pour les foulures, d'alcool camphré, ce qui est tout-à-fait contraire, car l'alcool camphré tire les nerfs, et les blessés restent dans la souffrance sans pouvoir se guérir, deviennent avec les membres tout tortus et restent quelquefois estropiés le restant de leurs jours, d'autres ont dû subir des opérations et même l'amputation des jambes.

Remède pour guérir les Hémorrhagies.

Saigner par le nez extraordinairement, sans pouvoir le calmer, vomir le sang par la bouche; le jour même que la perte de sang se développe, vous prendrez un verre d'eau de seigle, vous mettrez dans ce verre d'eau de seigle sept ou huit larmes d'éther pour un enfant de huit à dix ans; de quinze à vingt ans, dix à à quinze larmes. Vous laisserez la personne assise sur une chaise pendant une demi-heure, vous aurez soin de déboutonner tous ses vêtements, la déchausser, poser les pieds sur un tapis ou sur un linge, laver la tête, la figure et la poitrine avec un peu de vinaigre, vous mettrez la personne au lit, coucher la tête très-élevée, en été, par la chaleur, la couvrir avec un drap en toile, faire une tisane avec des fleurs de camamine, infuser cinq ou six de ces fleurs sur un litre d'eau, donner au malade un demi-bol, s'il ne se trouve pas altéré, il n'en faut pas davantage. Pour le lendemain, voici une plante : autant que possible vous tâcherez de toujours avoir vos précautions pour avoir l'infusion d'avance dans la maison ; la façon de cette plante est une feuille large et verte en été, elle pousse dans les eaux coulantes ; cette feuille a une longue tige et flotte sur l'eau. Sur une autre tige, plus longue, de la même plante, il pousse une fleur de huit à 10 centimètres au-dessus du niveau de l'eau. Cette fleur est blanche, d'autres de la même façon fleurissent jaunes ; elles sont bonnes toutes deux, la meilleure c'est la blanche. Le nom de cette plante est : *Racine d'hémorrhagie fiévreuse.*

Vous prendrez la racine qui pousse au fond de l'eau ; après l'avoir bien lavée, vous la coupez par morceaux d'un centimètre d'épaisseur et deux centimètres de longueur ; de cette racine il n'y a rien à jeter, tout est bon. Vous la faites sécher sur un linge ou sur du papier ; après une huitaine de jours, vous prenez 60 grammes de cette racine, et vous la mettez sur un litre de bon genièvre de grain. Après une infusion de huit jours, vous en donnerez au malade d'hémorrhagie un petit verre à liqueur ; pour une personne forte de nature, deux fois autant, et ce pendant deux jours, et après un petit morceau de sucre. Le malade se trouvera guéri, et en sept ou huit jours toute sa force sera revenue. Au bout de deux jours, ne craignez pas de le bien nourrir, sans excès de boissons.

Remède pour guérir les abcès, les clous, faire disparaître les boutons sur la figure, les mains, la tête et les autres parties du corps.

Onguent doucet nº 2.

Quand un abcès, un clou ou d'autres boutons commencent, il faut laver le mal avec le vinaigre ; si l'abcès ou le clou augmentent, il faut faire un cataplasme avec la farine de lin, appliquer cela sur un linge, entremêlé avec un peu de savon noir ; si le malade ne peut pas l'endurer, on peut supprimer le savon noir. Quand le clou ou l'abcès sont ouverts, vous faites un onguent avec 200 grammes huile d'olive, 200 grammes de saindoux et 200 grammes de litére (onguent doucet nº 2) ; mettre le tout sur le feu avec 200 grammes de vinaigre de vin, laisser fondre le tout sensiblement avec peu de chaleur, graisser la plaie tant soit peu avec cet onguent, et ensuite mettre un cataplasme bien mince. Vous laisserez purger, jusqu'à ce que le mal soit entièrement désenflé. A la suite, vous appliquerez un peu de cet onguent sur un linge propre et vous nettoierez bien le mal avec le vinaigre.

Remède pour guérir le mal de tête.

Pour guérir le mal de tête, on lave la tête et la figure avec le vinaigre, on plie un linge en quatre, on fait une compresse trempée dans le vinaigre, on l'applique sur le front, de manière que ça déborde les tempes de la tête ; au tour de la tête vous mettez un mouchoir, attaché avec une épingle, on prend un bain de pied d'eau chaude, et ce pendant cinq à dix minutes ; on met dans le bain une cuillerée ou deux de moutarde, on se lave bien les mollets avec et on se couche aussitôt.

On prend un bol de tisane de fleurs de camamine, tant soit peu sucrée ; une heure ou deux après le malade se trouvera mieux. S'il désire manger, il prendra un bouillon sans pain, ou autrement une petite soupe au lait, bien légère. Le lendemain il se trouvera parfaitement guéri.

Remède pour le mal de gorge.

Pour le mal de gorge, on chauffera un bol d'eau, on y mettra un verre d'orgeat et un peu de miel rosat, et on boira cela pendant que c'est chaud. Il prendra la même dose deux ou trois fois suivant, toutes les deux heures, ou bien la moitié toutes les heures. S'il n'y a pas de soulagement, que ce feu provient d'un abcès qui pourrait se former ou de tout autre mal, il faudra se gargariser le gosier avec du vinaigre.

Remède pour les échauffements
et les frottements.

Pour une personne qui s'échauffe entre les jambes, en marchant beaucoup ou en travaillant, elle doit prendre des bains de siége ; s'il pousse des boutons ou des remplis au fondement, il faudra frictionner avec le vinaigre, à la suite de ce bain de siége et entretenir jusqu'à ce que le mal soit entièrement disparu.

Si le mal augmente, c'est ce que nous appelons les hémorrhoïdes ou d'autres boutons autour du fondement, et qui forment des plaies ; ils doivent être brûlés avec la pierre infernale, y passer avec cette pierre jusqu'à ce que le mal soit entièrement disparu après chaque épanchement ; vous mettrez un peu d'onguent doucet nº 1.

Pour un point au côté gauche, au bas-ventre, vous appliquerez immédiatement une compresse de vinaigre ; le malade doit se mettre au lit ; si ces points sont violents, vous chercherez un médecin ou une accoucheuse qui pratiquera une petite saignée dans le bras droit, vous ne laisserez guère boire le malade, et ce pendant plusieurs jours, et ne pas le laisser fatiguer d'aucune manière.

Dans le parcours des quatre premiers jours, une nourriture légère et peu abondante.

Si, après un accouchement, la personne avait un peu trop le fondement et la partie échauffés, elle se lavera avec de l'eau chaude ou bien avec de l'eau de mauve, elle passera avec une éponge et tant soit peu de vinaigre, s'entretenir journellement avec le même pansement. S'il lui vient du mal ou des crevasses au bout des seins, elle se lavera les seins avec de l'eau de mauve et y passera avec une éponge trempée dans le vinaigre. Si la femme nourrit, cela ne doit pas empêcher de donner le sein ; dans ce cas, on doit s'y prendre aussitôt qu'on s'en aperçoit. Si le mal devenait important, vous le graisseriez avec l'onguent doucet nº 1.

Les jeunes enfants que vous pourrez apercevoir qui ne prendront pas bien le sein, faute de mal blanc dans la bouche, vous prendrez une plume d'oie, vous tremperez la barbe dans le miel rosat et mélangé d'huile d'olive, vous en passerez par toute la bouche de l'enfant au plus profond possible.

Remède pour les vers.

La graine de semen-contra, autrement dite la graine de sceptes ou la graine des vers. Vous prendrez cinq grammes dans deux cuillerées d'eau, un peu sucrée, pour une personne de vingt ans et plus, et la moitié pour un enfant.

Pour le ver solitaire, presser un ail, prendre cinq grammes de ce jus et dix grammes de farine de blé, en faire des petites boules, mélangé avec un peu de

sucre, prendre la quantité de quinze grammes journellement, au matin à jeûn, et dix grammes tout au
plus pour un enfant. Faites aller cette personne ou
cet enfant sur un vase de nuit pour faire ses besoins;
vous faites passer son ordure en la mélangeant avec
de l'eau, pour voir si les vers descendent.

Le ver solitaire est à comparer à un cordon plat,
plus ou moins large, et peut venir par plusieurs
morceaux; tant que vous n'avez pas la tête, c'est
comme si vous n'aviez rien. Pour savoir si vous
avez la tête, le petit bout est noir et porte la forme
de la gueule du serpent.

Nous avons d'autres mauvais vers, qui s'appellent
les vers rongeurs, et qui ont trente-six pattes; ce ne
sont pas des pattes grosses comme un éléphant. Quand
le ver est nettoyé et en le tenant dans un vase d'eau,
avec un télescope ou avec une loupe, on distingue
très-bien les pattes.

Pour vous en persuader, quand votre enfant a fini
de souper le soir et commence à tousser, surtout
quand il est couché, ce sont alors ces mauvais vers qui
montent au cœur de l'enfant et empêchent de prendre
sa nourriture et coupent la respiration de l'enfant.

Ce mauvais ver ronge les entrailles de l'enfant, et
c'est alors aussi que cet enfant commence à saigner
du nez.

Pour ne pas empêcher votre enfant de dormir, il
faut lui donner un peu d'eau de seigle, dans laquelle
vous mettez un peu de sucre, et vous tâchez, pour ces

jeunes enfants, d'avoir la précaution d'avoir sur vous une bouteille de genièvre, composée d'ail coupé en petits morceaux (vous laisserez goutter dans cette eau de seigle deux larmes de cette infusion).

Alors qu'il y a un trop mauvais ver qui monte jusqu'au gosier de l'enfant, il peut le faire mourir à l'instant même. Avec une petite larme de la préparation, il se trouve soulagé et sauvé.

Remède pour le mal de ventre.

Pour le mal de ventre, il faut prendre 120 grammes de graines d'anis, infusées sur un demi-litre de genièvre, vous en mettrez trois ou quatre larmes dans un demi-bol de lait chaud, un peu sucré, et cinq ou six larmes d'huile d'olives. Si c'est un mal violent, faire un cataplasme et l'appliquer sur le ventre, tenir les pieds bien chauds, et après ceci, prendre un demi-bol de tisane de fleurs de camamine. Il faut se rendre compte si la personne va bien à la selle, sinon, donner des lavements avec de l'eau de mauve tiède.

Remède pour le mal de dents.

Vous prendrez une ordonnance du médecin, il vous donnera pour cinquante centimes de laudanum, vous prenez un petit linge que vous dépliez sur un doigt, et vous tournez le flacon étant débouché, le doigt posé avec le linge, de manière qu'il pénètre une larme de ce laudanum, et vous en frottez les dents par toute la bouche, et principalement sur la dent malade.

S'il y a des trous dans la dent, vous prenez un morceau de bois de la grosseur d'une allumette, vous entourez un petit linge simple, vous le trempez dans le laudanum, et vous le passez dans tous les trous qui se trouvent dans la denture ; après vous rincez la bouche avec du genièvre et vous le crachez après, et vous entretenez ceci pendant trois ou quatre jours de suite. Pour les grandes souffrances du mal des dents, on boit de la tisane chaude, on prend un bain de pieds et on se lave la tête avec du vinaigre.

Remède pour guérir la rose.

Pour guérir la rose, les enflures de la tête et de la figure, vous lavez la partie enflée avec du vinaigre, mélangé avec un peu d'alcool de vinaigre, si vous n'avez pas de réussite, faites bouillir des fleurs de sureau *(séhue)*, et appliquez-en des compresses légères sur la tête et la figure.

Remède pour les diarrhées.

Il faut donner un bain de siége au malade, le matin et le soir, un jaune d'œuf battu avec un peu de sucre blanc râpé, pour une personne ordinaire, deux fois par jour, et une fois par jour pour un enfant, ou bien la moitié en deux fois.

Prenez deux poignées de son, faites-le bouillir et tirez-le au clair ; mettre dans un demi-bol pour cinq centimes de miel rosat et donner cela au malade en guise de tisane.

Prenez aussi de l'eau de son, tiède, pour lui donner des lavements, et si le ventre est dur, appliquez le son sur le ventre, en guise de cataplasme.

Remède pour la jaunisse.

Faire bouillir des carottes blanches, avec celles dont on fait la chicorée. 200 grammes de carottes râpées, les mettre confire sur un litre de vin blanc. boire un verre le matin et un le soir, et prendre une nourriture rafraîchissante, se frotter tout le corps avec le vinaigre de vin, deux fois par semaine, et faire une tisane avec la fleur de bouillon blanc et de la racine de bardaille.

Pour connaître la bardaille, c'est une plante qui pousse de 40 à 50 centimètres de hauteur, sur laquelle il croît des petites boules rondes. Les enfants jouent avec celles-ci, les jettent l'un sur l'autre, et cela tient dans les habits.

Pour connaître le bouillon blanc, la plante pousse et monte toute droite d'une seule tige, une feuille pareille aux feuilles de tabac, moins large ; sur la tige poussent des fleurs jaunes, cela monte à une hauteur de 50 à 60 centimètres.

* * *

Remède contre les Poireaux.

Pour faire passer les poireaux sur les mains, la figure et les autres parties du corps, on fait bouillir des moules dans leur jus, sans y mettre d'eau douce. Vous prendrez le jus des moules, avec la moitié de vinaigre, dans lequel vous laisserez confire un ail.

Vous lavez les poireaux deux fois par jour avec ceci, vous trempez un petit linge dans ce jus et vous l'appliquez sur les poireaux. Quand ceux-ci seront entièrement dégagés, on pourra arracher la racine ou bien elle tombera toute seule. A la suite vous mettrez un peu d'onguent doucet nº 1, et ce, pendant deux ou trois jours.

* * *

Pour faire disparaître la mauvaise chair dans une plaie.

Cette mauvaise chair pousse plus haute que la bonne, et lorsque la bordure de la plaie monte trop vite, vous y passerez la pierre infernale pour tenir toujours la plaie unie avec la peau.

Remarque importante.

Attention à ma lecture. Ceci est une chose qui vous regarde personnellement pour vous prévenir de la manière qu'une personne peut devenir malade, faire des maladies graves, et à la suite venir à mourir.

Lorsqu'une personne se trouve au lit, ou en société, ou à un travail pressé, et, ce qui arrive souvent que dans toutes ces circonstances on a souvent besoin de lâcher l'eau, on remet à un instant plus tard. Quand la vessie se trouve remplie, l'eau vient dans le canal ; quand la vessie déborde, on tire son haleine pour retenir son urine. C'est alors que l'urine vient dans les petits boyaux qui tournent dans le bas-ventre, et monte dans le poumon. Quand l'urine monte dans le poumon, il n'y a plus de circulation, elle doit y rester jusqu'à ce qu'elle soit entièrement consommée ; le poumon peut aussi être tellement rempli qu'il déborde, et quand il déborde, vous apercevrez des petites taches jaunes dans les mains, sur les bras et partout le corps ; il peut aussi tellement se remplir qu'il crève ; c'est alors que l'on dit le plus souvent cette personne est poitrinaire, et à ces maladies il n'y a plus de guérison, car c'est une petite peau fine qui ne peut pas se raccommoder avec aucun médicament. Pour bien savoir si le poumon est crevé, il est impossible à la personne de tenir son urine, elle s'en va au fur et à mesure que la nourriture se consomme. On peut aussi tirer l'eau dans le poumon, lorsqu'on a besoin de lâcher un vent et aussi lorsqu'on a besoin d'aller à la salle de Rome, autrement dit aller à la selle. Quelquefois on dit à une personne qui vous demande quelque service pressé, voici tout ce qui presse auparavant, c'est de se mettre à son aise, pour conserver la santé. Les personnes les plus exposées à tous ces accidents, ce sont celles qui s'exposent à un état d'ivrognerie.

La plus grande importance de ce travail, c'est de mettre toute l'intelligence à étudier mon ouvrage et de faire tous les préparatifs possibles ; comme il n'y a rien qui se gâte après la fabrication, de la mettre dans un flacon ou dans un pot bien bouché, et ce pendant le parcours de votre santé, pour quand le moment arrive que vous tombez malade, que le tout soit prêt à votre service et de ne pas faire, comme nous avons des personnes, qui ne veulent rien prendre et qui s'abandonnent elles-mêmes, surtout quand elles reçoivent les médicaments des pharmaciens, qu'elles doutent toujours que c'est quelque chose de sale ou qu'elles pourront s'empoisonner, le malade peut toujours prendre mon traitement ordonné, et à la suite pour ne plus en prendre, il doit lui-même s'apercevoir s'il va pire ou mieux.

Lorsqu'il est mieux, il continue ; c'est pourquoi vous pouvez prendre ce traitement sans crainte, puisque vous faites tous les préparatifs vous-même.

Cet ouvrage, fait et étudié par un ancien voyageur,

le sieur VAN WESEMAEL Séraphin, après avoir
pratiqué la mécanique et le mouvement continuel de
cette méthode médicale, après avoir parcouru la
France, la Belgique et d'autres parties du monde et
correspondant avec toutes les puissances, est vendu
à une simple bagatelle pour l'utilité de chacun :

50 Centimes.

Lille, imp. Six-Horemans. 762490.